Der entspannte Weg zur Hausgeburt

Wie Sie Ihr Kind in 6 einfachen Schritten sicher und sorgenfrei zuhause gebären

Arina Maydorn

INHALT

Das erwartet Sie in diesem Buch

Die Geburt gehört für jedes Lebewesen auf diesem Planeten zum Dasein dazu. Dennoch stehen die Menschen neuerdings vor einer gewaltigen Auswahl an Literatur und Wissen, als müsse das Gebären erst gelernt worden sein. Das stimmt nicht so ganz, aber herauszufinden, was einen erwartet, lässt einen schon das eine oder andere Buch aufklappen. Wenn es auch in einigen Kulturen nicht so ist, trifft die heutige, moderne Frau durchschnittlich erst als Erwachsene auf das Themengebiet Kinderwunsch und Schwangerschaft. Dieses Buch widmet sich einem wichtigen Bruchteil dieses Gebietes. Etwas, was noch vor einigen Jahrzehnten gang und gäbe war, ist zu dieser Zeit eine Seltenheit geworden. Die Rede ist von Hausgeburten, denn diese Methode zu gebären erlangt wieder an Popularität. Dieser Ratgeber zeigt jeder Frau, die Interesse an einer außerklinischen Geburt hat, einen Überblick über ihre Möglichkeiten und gewährt Einsicht in die realen Umstände in Deutschland.

Sollten Sie nicht selbst vom Fach sein, kann die Informationsflut, auf die eine Frau mit Kinderwunsch trifft, sie regelrecht überrollen, denn seitdem die Menschheit sich fortpflanzt, haben sich Unmengen an Meinungen, Methoden und „Wahrheiten" herauskristallisiert. Damit Sie einen Überblick erhalten, erfahren Sie alles Notwendige über den Vorbereitungsprozess und Sie werden Schritt für Schritt bei Ihren Optionen und Entscheidungen begleitet.

Ob Sie schon die zwei Striche erblickt haben oder dies noch sehnsüchtig hoffen, sei Ihnen eins gesagt: Es ist nie zu früh, sich zu informieren und Ihre Wünsche zu formulieren. Glücklicherweise befinden Sie sich in einer Zeit der Individualisierung. Noch nie war es so einfach, Alternativen zu suchen, aus dem Rahmen der Gesellschaft auszubrechen und seinen eigenen Pfad zu meistern. Hierbei können Sie unterstützt werden.

Obwohl Sie sich bestimmt ursprünglich zurücklehnen und entspannen wollten, sind Sie sicherlich bereits auf zahlreiche Dinge gestoßen, die Sie noch erledigen wollen. An dieser Stelle ist es wichtig zu erwähnen, dass es für jeden Fall Wege und Hinweise gibt, die Ihnen helfen können, in bestimmten Situationen die Ruhe zu bewahren und Ihre Entscheidungsfindung zu erleichtern. Wie und wann Sie sich Unterstützung holen sollten, welche Mittel Ihnen hilfreich zur Seite stehen können, welche Phasen der Geburt Sie erleben werden, welche Risiken oder Ängste Sie überrumpeln könnten und welche Nachbereitungen Sie treffen sollten, erfahren Sie in diesem Buch.

Geburten heutzutage

DIE VORSTELLUNG

Die Vorstellung einer schreienden und auf dem Bett liegenden Frau, die umgeben von Kittel-tragenden Ärzten ist, die diese anweisen und belehren, oder das Bild einer selbstbestimmten Frau, die in sich gekehrt ist und ihrem Körper lauschend in ihren eigenen vier Wänden umhertanzt. Dieser dargestellte Vergleich einer Krankenhaus- und einer Hausgeburt ist definitiv überspitzt und ein wenig übertrieben. Nichtsdestotrotz ist er ausschlaggebend für viele Frauen, eine Hausgeburt einer klinischen vorzuziehen. Die Schlüsselwörter sind hierbei Selbstbestimmung und Geborgenheit, die im eigenen Heim für viele präsenter sind. Haben Sie den Entschluss getroffen, zu Hause zu entbinden, stehen Ihnen sicherlich unzählige Fragen vor Ihrem geistigen Auge. Die erste Überlegung wäre es, für sich zu entscheiden, ob Sie eine professionelle Begleitung wünschen. In den meisten Fällen gibt ein Geburtsbegleiter einer Schwangeren Zuversicht und Sicherheit, denn die meisten Frauen geben an, am verletzlichsten und unsichersten während ihrer Kugelzeit zu sein.

DEN GEBURTSPROZESS VERSTEHEN

Bevor Sie sich in die Vorbereitungsmaßnahmen stürzen, wäre es nicht verkehrt, sich den ungefähren Verlauf einer Entbindung vorzustellen. Die Beschreibungen beziehen sich auf eine natürliche Geburt, genauer gesagt eine vaginale. Die andere Variante wäre eine Sectio, bekannt unter dem Begriff Kaiserschnitt. Demnach beschränkt sich dieses Buch auf vaginale Geburten, die gleichermaßen in den eigenen vier Wänden stattfinden können.

Die Natur hat Ihren Supercomputer – auch genannt Körper – so perfekt konstruiert, dass er, wenn die Komponenten stimmen, ein neues Leben erschaffen kann. So ist es nicht verwunderlich, dass der weibliche Körper ebenfalls über automatisierte Funktionen verfügt, wie man dieses neue Lebewesen gesund entnehmen kann. Grob gesagt, kann man sich vorstellen, dass dieser die Zeit der Schwangerschaft dafür nutzt, sich auf die Geburt vorzubereiten. Tatsächlich fängt das Training schon Wochen vorher an. Übungswehen und Senkwehen können an manchen Frauen spurlos vorbeiziehen, für die eine oder andere ist es eine sehr intensive Erfahrung. Diese Art der Wehen sind ebenfalls Kontraktionen. Darunter versteht man ein rhythmisches Zusammenziehen der Gebärmuttermuskulatur. Wenn die Wehen nicht Muttermundwirksam sind, handelt es sich dabei um Übungswehen.

Senkwehen könnten dies ebenfalls sein, jedoch unterscheiden sie sich von den Übungswehen. Sie fangen ungefähr ab der 36. Schwangerschaftswoche an, somit viel später als Übungswehen, und haben das Ziel, die Gebärmutter samt Baby tiefer ins mütterliche Becken zu befördern. „Echte" Wehen fördern das Öffnen des Muttermundes, damit das Baby geboren werden kann. Der Muttermund stellt das Tor der Gebärmutter dar, das während der Schwangerschaft in geschlossenem Zustand den Fötus in seiner Höhle mit Fruchtwasser beschützt.

Wenn sich die Kontraktionen um den Entbindungstermin herum bemerkbar machen, kann es jederzeit den Anfang vom Ende der Schwangerschaft bedeuten. Vermutlich sind Sie bereits aufgeklärt, was dieser Termin zu bedeuten hat. Falls nicht: Der voraussichtliche Entbindungstermin wird anhand Ihrer letzten Periode berechnet. Eine Schwangerschaft dauert durchschnittlich 40 Wochen, zwischen der 38. und der 42. Woche ist die Entbindung am wahrscheinlichsten. Somit stellt der Entbindungstermin einen Orientierungspunkt dar. Fangen die Wehen in diesem Zeitraum an und haben einen Einfluss auf den Muttermund, fängt die Entbindung an. Es gibt zwar statistische Richtwerte, wie lange eine Geburt bei Erstgebärenden oder erfahrenen Müttern ist, dennoch ist die Dauer bei jedem individuell. Von 30 Minuten bis hin zu 90+ Stunden ist alles vorhanden. Sie sagt jedoch nichts über die Intensität aus.

Wie die Wehen sich bei Ihnen anfühlen, kann leider nicht beantwortet werden. Bei jeder Frau unterscheidet sich dieses Erlebnis. Viele beschreiben sie als sehr starke Regelbeschwerden, dennoch haben sie ein Muster, das schnell erkannt wird. An dieser Stelle muss gesagt werden, dass Wehen nicht automatisch mit Schmerzen gleichzusetzen sind. Wenn es hilfreich ist, kann der Begriff „Welle" statt „Wehe" verwendet werden. Zwischen den Wehen sind die sogenannten Wehenpausen. Wie der Name schon verrät, können Sie sich in dieser Zwischenzeit ausruhen, schlafen und neue Kraft tanken. Je kürzer diese Abstände sind, desto näher kommt die eigentliche Geburt. Zwar ist jeder Anfang einzigartig, dennoch kann man sich an vier Phasen orientieren: Eine Eröffnungs-, eine Übergangs-, eine Austreibungs- und eine Nachgeburtsphase gehören zu einer Geburt dazu.

Die Eröffnungsphase steht für den Beginn einer Geburt. Diese fängt mit Wehen im Abstand von 20 bis 30 Minuten an und ist die längste Phase. Damit die Wehen nicht mit Übungswehen verwechselt werden, gibt es klare Anzeichen des Startes. Der Abgang des Schleimpfropfens gilt als ein solcher. Dieser geht ab, wenn der Gebärmutterhals anfängt, sich zu verkürzen. Man erkennt den Pfropfen an seiner schleimigen Substanz, manchmal sogar mit Blut versetzt. Diese verschließt den Muttermund während der Schwangerschaft und fungiert als Schutz. Eindeutiger verhält es sich bei einem Blasensprung. Ihre Hebamme oder Ihr gynäkologischer Arzt kann Ihnen vorher mitteilen, ob das Baby schon tiefer gewandert ist. Falls das der Fall ist, dürfte es keinen schwallartigen Abgang des Fruchtwassers geben, sondern nur in kleineren Mengen. Für den Fall, dass die Unsicherheit besteht, ob es sich um Urin handelt, gibt es Teststreifen, die Klarheit verschaffen können. Zudem unterscheidet sich Fruchtwasser in Farbe, Konsistenz, Geschmack und Geruch von Urin. Sollte das Fruchtwasser grün sein, bedeutet dies, dass das Baby sich im Stress befindet und Mekonium absondert. Hierfür sollten Sie sich an Ihre Hebamme oder an einen Arzt wenden. Falls das Fruchtwasser schwallartig abgehen sollte, begeben Sie sich bitte direkt in eine liegende Position und kontaktieren Sie Ihre Hebamme. Sie kann Ihnen bei weiteren Fragen helfen.

Ein weiteres, aber unklares Anzeichen ist Durchfall. Der Körper befreit sich, um mehr Platz für das Kind zu schaffen. Übelkeit und Erbrechen könnten ebenfalls vorkommen. Sollten die Wehen nicht effektiv genug sein, können Sie ihnen auf die Sprünge helfen. Eine bekannte Methode ist es, einen Einlauf zu erhalten oder ein warmes Bad zu nehmen. Übrigens: So können Sie Übungswehen von echten unterscheiden. Sollte das warme Bad die Wellen lindern, so handelt es sich um Übungswehen. Sollten der Schmerz und der Druck sich erhöhen, so sind es vermutlich echte. Hebammen empfehlen, mobil zu bleiben. Tanzen Sie umher, halten Sie sich an Ihrer Waschmaschine, am Stuhl oder Tisch fest. Bewegen Sie sich, auch wenn Sie müde sind. Wenn Sie eine Art Bauchtanz aufführen, indem Sie Ihre Hüfte kreisen, kann Ihr Baby leichter in die richtige Gebärposition rutschen.

Die Übergangsphase ist vom Veratmen und Vertönen der Wehen gekennzeichnet. Die Wehen werden stärker und die Abstände kürzer. Jede Wehe benötigt vollkommene Konzentration und kommt im Abstand von zwei bis drei Minuten. Diese Phase dauert meist ein bis zwei Stunden. Ablenkungen können stören oder je nach Typ sogar hilfreich sein. Falls Sie einen Kurs in der Schwangerschaft belegt haben, in dem das Veratmen der Wehen mittels richtiger Atemtechniken vorkam, ist nun die ideale Zeit, diesen wieder ins Gedächtnis zu rufen und die Übungen anzuwenden.

Eine neuere Kursart, die es sowohl als Online- als auch als Präsenzkurs oder einfach nur als Buch gibt, ist das Hypnobirthing. Dazu später mehr. Ihr Muttermund öffnet sich von acht auf zehn Zentimeter und die Schmerzen der Wehen werden überwältigend. Bleiben Sie trotzdem mobil. Wechseln Sie Ihre Position, wenn es Ihnen möglich ist. Falls Ihr Partner oder Ihre Partnerin anwesend ist, kann auch er oder sie Ihnen helfen: eine Massage am Kreuzbein oder einfach nur als Boxsack, es gibt viele Wege, Ihre zweite Hälfte einzubeziehen. **Die Austreibungsphase** ist die Press- und Gebärphase. Man möge an der Namensgebung der Phase zweifeln, doch sie beschreibt das Geschehen. Der Körper signalisiert der Frau, wenn das Köpfchen des Babys sich im Becken richtig positioniert hat. Die Schwangere bekommt den Drang zu pressen. Für gewöhnlich hat sich der Muttermund maximal eröffnet. Vermutlich wird Ihre Hebamme Ihnen dies bestätigen können. Es könnte sich so anfühlen, als ob Sie ganz dringend Ihr großes Geschäft verrichten müssten. Halten Sie diesen Drang nicht auf, gehen Sie ihm nach!

Das Köpfchen des Babys ist das Schwerste an dem Ganzen. Ist dieser draußen, könnten sich die Schultern noch richtig einstellen und dann fehlt nicht mehr viel und der Körper kommt nach. Zwar ist die Liegeposition die bekannteste, dennoch haben Sie reichlich Positionen zur Auswahl. Machen Sie sich Ihre Umgebung zunutze.

Stützen Sie sich an Stühlen, Tischen, zwischen dem Türrahmen ab. Wenn Sie im Wasser sind, können Sie sich hinknien. Der Vorteil einer aufrechten Position gegenüber einer liegenden, ist, dass Sie die Gravitation auf Ihrer Seite haben. Diese Phase kann bis zu drei Stunden, manchmal auch nur einige Minuten dauern. Vielleicht kennen Sie die Horrorgeschichten, die über gerissene Damm- und Scheidenbereiche gehen. Es kann vorkommen, dass eine Frau beim Pressen einreißt. Zwei Sachen sollten diese Sorge ein wenig mindern: Zum einen spüren Sie es kaum. Es passiert so viel mehr, dass das nur eine kleine Sorge darstellt. Zum anderen gibt es zahlreiche Methoden, den Damm zu dehnen und vorzubereiten. Vielen Frauen wird eine tägliche Dammmassage ab der 36. Schwangerschaftswoche empfohlen. Aber auch unter der Geburt können die Hebammen den Damm massieren und das Gewebe zusätzlich dehnen. Warme, nasse Tücher mit Kaffee können helfen. Wenn Sie möchten, können Sie auch zum Pressen angeleitet werden, falls Sie von den Signalen Ihres Körpers verwirrt sein sollten, doch in der Regel wissen Frauen instinktiv, wie die Atmung sein soll und was zu tun ist.

Achtung: Wenn Sie keinen Drang zum Pressen haben, Ihre Hebamme Ihnen aber mitteilt, dass der Muttermund sich komplett eröffnet hat, warten Sie auf Ihren Körper. Es kann sein, dass das Kind die richtige Position noch nicht erreicht hat. Wenn Sie möchten, können Sie ein wenig anpressen und schauen, ob die Presswehen danach kommen.

Nun folgt eine Phase des Glückes, der Tränen und der reinen Emotionen. Sie haben es geschafft! Sie haben erfolgreich Ihr kleines Wunder zur Welt gebracht. Am besten legen Sie es nun auf Ihren nackten Oberkörper und fangen an zu bonden. Falls Sie sich dazu entschlossen haben zu stillen, wäre dies der ideale Zeitpunkt, um damit anzufangen. Bonden kommt vom Bonding (aus dem Englischen) und bedeutet so viel wie ‚eine Beziehung aufbauen' im Sinne der Aneinander-Kettung.

Die Nachgeburtsphase dauert nicht so lange wie die anderen, man kann mit 30 Minuten durchschnittlich rechnen. In dieser Phase geht es um die Geburt der Plazenta. Die Gebärmutter wird sich weiterhin zusammenziehen und die Kontraktionen werden die Nachgeburt durch den Geburtskanal befördern. Sie können mit den Presswehen mitpressen und den Prozess erleichtern. Oxytocin, das unter anderem auch durch das Stillen produziert wird, kann diesen beschleunigen. Ihnen wird Ihre Hebamme vermutlich auch mitteilen, dass von einem manuellen Nachhelfen am besten abzusehen ist.

Ein Ziehen könnte eine große Wunde an der Gebärmutterwand verursachen. Die Plazenta wird mit Blut geboren und ist deutlich kleiner als das Baby. Sie wird von der Hebamme auf mögliche Fehlbestände untersucht. Anhand dieser kann sie Ihnen mitteilen, ob sich noch sehr große Stücke des Mutterkuchens in Ihrer Gebärmutter befinden. Beim Wochenfluss werden diese dann aus dem Organismus ausgespült. Der Abgang der Plazenta sollte nicht mit Schmerzen verbunden sein. Oft behalten Paare ihre Plazenta und pflanzen sie im Garten unter einen Baum ein. Falls Sie sich dazu entschließen sollten, die Plazenta nicht zu entsorgen, eignet sich das Gefrierfach am besten zur Aufbewahrung.

MÖGLICHE GEBÄRPOSITIONEN

Es gibt viele Möglichkeiten, wenn es um das Gebären geht. Wie bereits erwähnt, ist es wichtig, solange es geht, in Bewegung zu bleiben. Sieben verschiedene Arten können Ihnen Diversität verschaffen, bei der vielleicht die eine oder andere Position Sie überzeugt. Die wohl bekannteste Position ist das Liegen. Wer schon mal im Krankenhaus entbunden hat, der weiß, dass diese vom medizinischen Personal bevorzugt wird, da der Wehenschreiber so am besten aufzeichnen kann. Dieser protokolliert die Wehen und den Herzschlag des Babys. Zwar wird Ihre Hebamme auch ihre Gerätschaften haben, um hin und wieder zu überprüfen, ob alles stimmt, dennoch sind Frauen zu Hause deutlich uneingeschränkter. Dies bedeutet nicht, dass Sie die liegende Position boykottieren müssen. Sie können diese ebenfalls ausprobieren. Am effektivsten arbeiten die Wehen, wenn Sie dabei auf einer Seite liegen und Ihr Bein angewinkelt anheben. Sie können Ihr Bein auch angewinkelt aufstellen.

Wenn Sie schon auf dem Bett sind, können Sie versuchen, sich hinzusetzten. Einige Kissen am Rücken oder ein Bett, das sich am Kopfteil aufrichten lässt, kann Sie weitestgehend unterstützen. Winkeln Sie Ihre beiden Beine an und halten Sie sie in den Kniekehlen fest. So können Sie mit der Schwerkraft mitarbeiten und durch Ihre Arme sogar beim Pressen behilflich sein.

Ähnlich verhält es sich mit der nächsten Stellung. Bei dieser benötigen Sie zwei Personen (z. B. Hebamme und Partner), die Ihre Arme stützen. Sie befinden sich immer noch auf dem Bett und knien. So bedienen Sie sich wieder der Schwerkraft. Wenn Sie besonders viele Kissen im Haushalt haben, können Sie die auf Ihrem Bett zu einem Turm stapeln und sich mit dem Oberkörper drauflegen. Ihre Beine befinden sich unter Ihrem Gesäß und Sie befinden sich im Halbsitzen. So können Sie sich abstützen und Ihren Rücken entlasten. Bei Rückenschmerzen und bei sehr großen Babys ist diese Position ideal. Ihr Becken hat auch genug Freiraum für Kreisübungen. Es gibt auch Positionen mit dem Partner. Dieser befindet sich erhöht hinter Ihnen und Sie hocken mit Ihren Beinen angewinkelt zum Oberkörper. Ihr Bauch ist zwischen Ihren Beinen. In dieser Lage wird der Beckenboden entlastet und Sie spüren eine Dehnung. Auf Dauer kann dies allerdings überanstrengend wirken.

Bei der letzten Möglichkeit an Land handelt es sich um viele verschiedene. Sie entfernen sich vom Bett und suchen eine stehende und aufrechte Haltung. Der Vorteil hierbei ist, dass Sie Ihre Umgebung einbeziehen können. Ob es die Waschmaschine, die Türrahmen oder die Treppe im Haus ist – es findet sich meist im Geschehen etwas, was Ihnen die maximale Entlastung und Unterstützung bieten kann. Allerdings muss hinzugefügt werden, dass sich immer jemand in Ihrer unmittelbaren Nähe befinden sollte für den Fall, dass Sie Ihr raus flutschendes Baby nicht auffangen können. So etwas kann recht schnell passieren, daher sind stehende Positionen mit Vorsicht zu genießen.

Gegebenenfalls möchten Sie im Wasser gebären. Hier eignen sich viele kniende Positionen. Wenn der Gebärpool oder die Badewanne es vom Platz hergeben, kann Ihr Partner ebenfalls zur Mithilfe hineinkommen.

Im Wasser spüren Sie die Kräfte, die auf Sie wirken, weniger und es kann Ihnen leichter fallen, verschiedene Winkel und Stellungen einzunehmen. Ihr Baby können Sie ebenfalls einfacher empfangen und an sich nehmen.

Die Vorbereitung in sechs Schritten

ERSTER SCHRITT: DIE WAHL IHRER PROFESSIONELLEN BEGLEITUNG

Eine gynäkologische Fachkraft ist bei den meisten Frauen bereits ein Teil der medizinischen Vorsorge, vor allem, wenn ein Kinderwunsch vorhanden ist oder man bereits schwanger ist. Diese kann eine Frau durch die komplette Schwangerschaft begleiten, Ultraschalluntersuchungen vornehmen, Blut abnehmen, Medikamente und Hilfsmittel, wie Kompressionsstrümpfe, verschreiben. Jedoch endet die Vorsorge, wo die Geburt beginnt. Hier fängt der Tätigkeitsbereich der Geburtsbegleiter an.

Suchen Sie sich eine Hebammenliste Ihrer Stadt oder Region heraus und versuchen Sie, diese durchzugehen. Dank des großen World Wide Webs kann man sehr einfach und effizient herausfinden, welche Hebammen eine Hausgeburt begleiten können. Wenn Sie sich an dieser Stelle plötzlich fragen, wieso dies nicht alle Geburtsbegleiter tun, muss ich Sie für einige Seiten vertrösten, denn diese umfassende Lage wird Ihnen später noch ausführlicher erklärt.

Wichtig zu erwähnen wäre, dass Sie sich am besten so früh wie möglich an eine Hebamme wenden, auch, wenn sich Ihr Wunsch nach einer Hausgeburt im Verlauf der Schwangerschaft in Luft auflösen sollte, ist es trotz allem nicht verkehrt, eine erfahrene Begleitung an Ihrer Seite zu haben. Falls Sie sich nun überlegen, dass Ihre Mutter, Schwester oder Freundin in Ihren Augen ebenfalls eine erfahrene Frau sein könnte, so sollten Sie die Objektivität und jahrelange praktische Ausübung nicht unterschätzen. Jede Hebamme hat eine dreijährige Ausbildung absolviert und seit Anfang 2020 benötigen diese sogar einen Bachelorabschluss. Da es sich bei den meisten Hebammen, die Hausgeburten begleiten, um freiberuflich Tätige handelt, kann man mit Sicherheit davon ausgehen, dass zahlreiche Stunden in Kliniken oder Geburtshäusern verbracht worden sind, bevor die Selbstständigkeit folgte.

Da sie alle trotz allem nur Menschen sind, spielt für Sie sicherlich die Chemie eine bedeutende Rolle. Wenn Sie sich mit Ihrer Hebamme nicht wohlfühlen oder gar unverstanden, sollten Sie Ihre Suche fortführen. Sie tun es für Ihre Traumgeburt, behalten Sie dies am besten immer im Hinterkopf.

Wenn Sie erfolgreich waren, haben Sie nun eine erfahrene Hebamme oder sogar ein Team an Ihrer Seite. Jedoch beschränken sich die Begleiter nicht auf diesen Berufszweig. Eine für Deutschland neue Art der Betreuung stellen die Doulas dar. Diese unterstützen Gebärende auf eine andere, nicht medizinische Weise.

Vorgespräche und verschiedene Praktiken verraten Ihnen, in welchen Feldern Ihre Begleiter sich auskennen. Ob es eine spirituelle Sicht oder nur eine psychische Stütze sein soll – Sie können für alle Fälle einen Experten finden. Eine Doula kann zur Hebamme unterstützend oder sogar allein arbeiten. Hierzulande werden offiziell lediglich Hebammen zur Geburtsbegleitung eingesetzt. Zudem sind ebenfalls Ärzte in Kliniken und Krankenhäusern sogar dazu verpflichtet, mindestens eine Hebamme zur Geburt dazu zu holen. Bei einer Hausgeburt steht die Entscheidung der schwangeren Frau zu, ob und welche Begleitung sie sich wünscht. An dieser Stelle sei gesagt, dass der Wille der Begleiter nicht außen vor gelassen werden sollte. Es könnte gut sein, dass die Doula Ihrer Wahl eine Alleingeburt nicht unterstützen und nur an Seite einer Hebamme arbeiten möchte. Dies müssten Sie somit individuell absprechen und klären. Falls Sie eine Geburt in kompletter Eigenregie durchführen möchten, benötigen Sie mehr Wissen und Vorbereitung als für eine Hausgeburt in Begleitung.

ZWEITER SCHRITT: GEBURTSPLAN AUFSTELLEN

Es gibt Schwangere, die einen seitenlangen Aufsatz haben, in dem Sie über Ihre Wünsche schreiben. Es gibt allerdings auch Schwangere, die dafür nur eine halbe Seite brauchen. Besprechen Sie mit Ihrer Hebamme auf jeden Fall Ihre Vorstellungen und besonders Ihre No-Gos. An diesem Punkt wird Ihre Hebamme Sie ebenfalls darüber informieren, wann eine Hausgeburt möglich ist und wann nicht (mehr). Hierzu bekommen Sie auf den nächsten Seiten noch weitere Informationen.

DRITTER SCHRITT: KLÄRUNG DER ÄUßEREN UMSTÄNDE

Der gewünschte Ort des Geschehens ist einer, an dem Sie sich wohlfühlen sollten. In den meisten Fällen wird dies das eigene Heim sein. Sie können sich auch überlegen, welchen Raum Sie bevorzugen. Auch, wenn Sie keine Erstgebärende sind, kann es gut sein, dass diese Schwangerschaft und Geburt Sie auf eine andere Art fordert und Sie beispielsweise nun Ihre präferierte Gebärposition gar nicht mehr mögen und den Schauplatz abrupt ins Badezimmer verlagern. Setzen Sie sich da am besten keine Grenzen. In den eigenen vier Wänden ist das auch nicht notwendig.

Möchten Sie im Wasser gebären, eignet sich da ein Pool am besten, denn dieser ist größer als eine herkömmliche Badewanne. Fragen Sie Ihre Hebamme, ob sie welche verleiht. Falls nicht, kann man sich ein Exemplar anlegen und später für einen anderen Zweck verwenden oder gar verkaufen. Es gibt einige Punkte, die Sie bei einer Wassergeburt bestenfalls beachten sollten. Wie auch in Krankenhäusern wird Ihnen Ihre Hebamme eine Wassergeburt nur empfehlen, wenn Sie eine risikoarme Schwangerschaft ohne Blutungen und/oder Vorerkrankungen haben. Idealerweise können Sie sich im Becken relativ frei bewegen und halten die Temperatur bei warmen 32 bis 37 Grad Celsius.

Ergänzend können Sie sich weitere Hilfsmittel zulegen, falls Sie der Meinung sein sollten, dass Sie sie benötigen könnten. Einige Schwangere befestigen mithilfe eines Hakens ein stabil gewebtes Tragetuch an der Decke, an dem man sich gut festhalten kann, um Wehenschmerzen zu veratmen oder andere Praktiken auszuüben. Glücklicherweise leben wir in einer Zeit, in der der Markt rund um Schwangerschaft, Geburt und Muttersein boomt und noch nie gab es so viele praktische und nützliche Sachen, die diesen Lebensabschnitt erleichtern. Je nach Bedürfnis findet sich sicherlich das eine oder andere Gadget, das Ihre Wünsche erfüllt.

VIERTER SCHRITT: DIE FAMILIE EINBEZIEHEN

Wie auch bei einer klinischen Geburt können Sie sich überlegen, wen Sie bei der Geburt dabeihaben möchten. Hierbei sind Sie komplett uneingeschränkt und flexibel. Falls Sie weitere Kinder haben, haben Sie die Möglichkeit, diese teilhaben zu lassen oder in Betreuung zu geben, wenn Sie dies nicht möchten. Haben Sie da keine Sorge, dass die Kleinen das abstoßend finden. Zeuge einer Geburt zu sein, ist was Schönes, vor allem, wenn die eigene Mutter den kleinen Bruder oder die kleine Schwester zur Welt bringt. Vorher sollte ein Aufklärungsgespräch stattfinden, das Ihr Kind auf das Bevorstehende vorbereiten kann. Notfalls kann Ihr Kind sich auch in sein Zimmer zurückziehen, falls das Geschehen es überreizt oder überfordert. Nichtsdestotrotz ist es vollkommen legitim, eine Betreuung für die Zeit zu organisieren. Auch für den Fall, dass die Geburt ins Krankenhaus verlegt werden sollte, wäre ein Babysitter in Rufbereitschaft nicht verkehrt. Jede Gebärende sollte die Möglichkeit bekommen, sich auf sich selbst und Ihr zukünftiges Baby konzentrieren zu können. Hierbei sollte es keine Faktoren, die Stress auslösen oder ablenken könnten, geben. Da müssen Sie sich auch nicht in ein schlechtes Gewissen begeben. Sowohl Ihr älteres Kind (oder Kinder) als auch Sie müssen sich bei der Situation wohlfühlen.

Für viele ist der eigene Partner oder die eigene Partnerin nicht wegzudenken, wenn es um das Gebären geht. Bei einer Geburt im eigenen Zuhause ist er oder sie nun gefragt, sich um alles andere zu kümmern. Eventuell kommt es auf Ihren Typus an. Können Sie unter den Wehen noch Anweisungen erteilen oder erledigen Sie lieber alles auf eigene Faust? Brauchen Sie eine feste Hand, die Sie nicht loslässt, oder brauchen Sie komplette Ruhe und dass Sie niemand anfasst? Es benötigt viel Selbstreflexion und auch Imagination, um sich in eine Situation zu begeben, in der man eventuell noch nie in seinem Leben war. Ein Tipp an dieser Stelle wäre, es alles vorher zu klären und Ihre zweite Hälfte ebenfalls auf mögliche Szenarien vorzubereiten. Gebärende können unter Schmerzen sogar ihr Wesen verändern. So kann aus einer netten und ruhigen Frau plötzlich eine schreiende Furie werden, die nur noch vor sich her schimpft.

Es ist auch nichts Verkehrtes daran, die eigene Mutter dabeihaben zu wollen. Sie kann in einigen Situationen eine ganz andere Art von Beistand darbieten, als es der Partner oder die Partnerin könnte. Je nach Beziehung sind die Mütter diejenigen, die ihre Kinder am besten kennen und am meisten aushalten können.

FÜNFTER SCHRITT: EINE ANGENEHME ATMOSPHÄRE HERSTELLEN

Machen Sie es sich so richtig gemütlich! Beugen Sie Stress und Unwohlsein vor, indem Sie alles so einrichten, wie es Ihnen passt. Ihre Familienmitglieder werden es schon verstehen, wenn Sie in jedem Zimmer Ihre liebsten Räucherstäbchen oder Duftkerzen verteilen. Zögern Sie nicht, alles nach Ihren Wünschen einzurichten. Was die Atmosphäre zu Hause jedoch gewaltig verderben kann, sind offene Konflikte. Mit der Geburt eines neuen Familienmitgliedes fängt ein neuer Lebensabschnitt für jeden Beteiligten an. Wie schon zuvor erwähnt, kann Stress Blockaden auslösen und Sie beeinträchtigen. Vermeiden Sie ihn, so gut Sie können. Auch vor der Geburt ist es sehr ratsam, diesen zu umgehen. Zeitgenössische Erhebungen zeigen, dass Stress zwar notwendig sei für das Ungeborene, jedoch mache die Dosis das Gift aus. Es könne mitunter sogar gefährlich für die Psyche, die Sensibilität und kognitiven Fähigkeiten des Babys sein.

Falls Ihnen der Begriff Nestbautrieb nicht neu ist, können Sie sich bestimmt bildlich vorstellen, wie eine Schwangere kurz vor der Entbindung noch die letzten Einkäufe besorgt und das, obwohl sie eigentlich nichts lieber täte, als ihre Beine hochzulegen und zu entspannen. Doch die Instinkte drängen sie, ihr kleines, aber feines Nest fertigzustellen, bevor ihr süßes Küken schlüpft. Vielleicht ein kleiner Tipp vorweg: Lassen Sie sich helfen. Sie haben das Ruder in der Hand, doch es ist deutlich einfacher, wenn jemand Ihnen zur Seite steht.

SECHSTER SCHRITT: DIE VORBEREITUNG DES GEBURTSVORGANGES

Beziehungsweise die Vorbereitung der Mittel, die Sie eventuell gebrauchen könnten. Wenn Sie eine klinische Geburt hätten, müssten Sie eine Kliniktasche packen. Da Sie zu Hause bleiben, brauchen Sie dies nicht zwangsläufig. Für den Fall, dass Sie eventuell doch ins Krankenhaus verlegt werden sollen, ist dies trotz allem kein schlechter Gedanke. Allerdings wäre es für zu Hause ebenso hilfreich, sich vorab zu überlegen, was Sie bräuchten. Dennoch braucht es bekanntlich für eine Entbindung nicht viel. Befragt man die Community, die aus Hausgeburtserfahrenen besteht, kann man feststellen, dass einige wenige Utensilien von vielen empfohlen werden. Sie benötigen für alle Fälle reichlich Essen und Trinken. Schicken Sie Ihre Familienmitglieder zum Einkaufen, damit der Kühlschrank auch noch bis zum Wochenbett reichlich gefüllt ist. Einweg- oder Mehrweginkontinenzunterlagen bieten einen Umgebungsschutz, Handtücher oder

Spucktücher sind für das Abtrocknen und Warmhalten des Babys von Vorteil. Kleidung werden Sie zwar auch benötigen, doch ist es immer am schönsten, wenn Mutter und Baby Haut an Haut miteinander bonden können. Dies wird sogar aus entwicklungspsychologischer Sicht den Eltern empfohlen. So können die Hormone Oxytocin und Beta-Endorphine zwischen Mutter und Kind ihre volle Wirkung entfalten. Ein oder mehrere Stillkissen können im Liegen beim Veratmen der Wehen gute Dienste leisten. Eine warme Quelle, wie eine Wärmflasche, kann Ihnen bei einer Geburt an Land ebenfalls helfen. Massageöl können Sie ebenfalls bereits herauslegen. Dieses wird nicht nur während der Schwangerschaft seinen Einsatz finden können.

Falls Sie noch mehr machen möchten, können Sie sich überlegen, ein Nabelschnurband zu häkeln oder zu nähen. Dieses kann statt einer Klemme verwendet werden und sorgt zum einen für eine gemütlichere Option für Ihr Baby und zum anderen eine kleine, aber feine persönliche Note von Ihnen. Sie können sich ebenfalls überlegen, ob Sie eine Kamera für Fotografien oder Videos parat haben möchten, um die Momente für eine Ewigkeit zu konservieren. Auch, wenn der Gedanke zuerst komisch und merkwürdig erscheinen mag, so bereut es sicherlich kein Paar, die kostbarsten

Momente immer wieder erleben zu dürfen. Andere, notwendige Sachen, wie Klemmen und Schere zum Durchtrennen der Nabelschnur, das gelbe U-Heft, schmerzlindernde Mittel und Dinge zum Messen und Wiegen des Babys bringt eine Hebamme in normalen Fällen mit. Sprechen Sie dies mit Ihrer vorher ab.

DIE VORBEREITUNG DER NACHBEREITUNG

Nun haben Sie alles für die Geburt bedacht, fehlt nur noch alles für danach. Ihre Hebamme wird vermutlich noch einige Zeit nach der Geburt bei Ihnen bleiben und die Situation überwachen. Sie dürfen in aller Ruhe Ihr neues Baby willkommen heißen und es erst mal kennenlernen. Diese Momente sind sehr kostbar und werden sogar bereits in Kliniken den Müttern gewährt.

In den ersten Stunden nach der Entbindung werden einige Entscheidungen auf Sie zukommen. Viele Mütter überlegen sich vorab, wie diese aussehen sollen.

Die erste Entscheidung betrifft die Abnabelung. Man kennt es so, dass der Vater unmittelbar nach der Geburt die Ehre hat, die Nabelschnur zu durchtrennen. Hierfür wird diese mit einer Klammer oder einem Band eingeklemmt, sodass kein Blut aus der Plazenta austreten kann. Neuere Ergebnisse zeigen jedoch, dass eine späte Abnabelung deutliche Vorteile gegenüber einer frühen hat. So kann das ganze restliche Blut aus dem Mutterkuchen in das Kind gelangen, was bei 30 bis 40 Prozent nicht wenig ist. Somit werden die Ferritinwerte des Neugeborenen erhöht und ein Eisenmangel kann vermieden werden. Es wird bis dahin mit Sauerstoff und anderen Nährstoffen durch die Nabelschnur versorgt und kann entspannter in der neuen Welt ankommen.

Falls Sie sogar eine Lotusgeburt wüschen, kann diese auch erfolgen. In Krankenhäusern wäre diese eher untypisch. Bei einer Lotusgeburt handelt es sich um eine Abnabelungstechnik auf natürlichem Wege. Der Nabel wird nicht durchtrennt und es wird auf ein eigenständiges Abfallen gewartet. In der Zwischenzeit wird die Plazenta, die noch am Kind ist, mit bestimmten Kräutern regelmäßig eingerieben. Bei beiden Varianten kann der Abfall der Nabelschnur nur drei Tage oder sogar einen Monat dauern. Das ist von Kind zu Kind unterschiedlich. Sollte Ihnen diese Idee gefallen, ist es nicht verkehrt, sich diesbezüglich genauer zu informieren, denn alles hat sowohl Vor- als auch Nachteile.

Die zweite Entscheidung betrifft das Absaugen. Zwar verzichten bereits viele Kliniken auf das Absaugen des Schleims und Fruchtwassers aus dem Baby, dennoch praktizieren dies viele noch nach „alter Schule". Untersuchungen haben ergeben, dass dies mehr Risiken als Vorteile bringt. So könnten beispielsweise Schleimhäute verletzt werden. Falls Sie dennoch eine Absaugung wünschen, sprechen Sie dies am besten mit Ihrer Hebamme vorher ab. Diese kann die notwendigen Gerätschaften mitbringen.

Die dritte Entscheidung betrifft die erste Untersuchung. In Kliniken wird die U1 recht zügig von einem Arzt oder Geburtshelfer nach der Geburt gemacht. Diese Vorsorgeuntersuchungen werden Sie in hoher Wahrscheinlichkeit die nächsten 14 Jahre begleiten. Sie sind nur in einigen Bundesländern verpflichtend, jedoch werden sie empfohlen. Bei der ersten Untersuchung schaut die Hebamme, ob auch alles mit Ihrem Baby in Ordnung ist. Genauer gesagt, wird der körperliche Zustand geprüft, Lunge und Herz werden abgehört, es wird gemessen und gewogen. Hinzukommend werden die Reflexe getestet und der APGAR-Wert bestimmt. Dieser Wert kann maximal 10/10/10 betragen und wird in den meisten Fällen dreimal bestimmt. Die Ergebnisse werden alle in einem gelben Untersuchungsheft, dass Ihnen Ihre Hebamme nach der Geburt mitgibt, niedergeschrieben. Die weiteren Untersuchungen, wie die U2, die vom dritten bis zum zehnten Lebenstag erfolgen sollte, müssten Sie bei Ihrem Kinderarzt durchführen lassen.

Die vierte Entscheidung betrifft die Augenprophylaxe. Hierbei geht man von einer möglichen Übertragung von Gonokokken von der Mutter auf ihr Baby aus und versucht, diese prophylaktisch zu vermeiden. Es werden dabei einige Tropfen 1- bis 2-prozentiger Silbernitrat-Lösung ins Auge gegeben. Zwar unterliegt dieses Verfahren seit 1992 in Deutschland keiner Pflicht mehr, dennoch steht die Entscheidung Ihnen zu. Ihre Hebamme kann Sie da weitestgehend beraten.

Die fünfte Entscheidung betrifft die Zugabe des Vitamins K. Es wird davon ausgegangen, dass jedes Neugeborene eine Vitamin-K-Zugabe benötigt. Dieses soll Hirnblutungen vorbeugen und generell zu einer besseren Gerinnung des Blutes beitragen. Üblicherweise wird Ihnen Ihr Kinderarzt eine weitere Dosis bei der U2 und der U3 anbieten. Bei dieser Dosis handelt es sich um zwei Milligramm des Vitamins, das in den Mund des Babys getropft wird. Vor allem voll gestillten Babys wird dies empfohlen, da die Muttermilch das Kind nicht ausreichend versorgen könne.

Die sechste und vermutlich wichtigste Entscheidung betrifft das Stillen. Vielleicht haben Sie sich diesbezüglich bereits Ihre Gedanken gemacht oder Sie haben eine Vorstellung, ob Sie stillen möchten. Früher hätte sich keine Mutter diese Frage gestellt, doch dank neuster Technologien ist es möglich, einem Baby eine Alternative zu bieten. Die sogenannte PRE-Flaschenmilch gibt es von sehr vielen Herstellern und kann eine gute Versorgung des Kindes sichern. Möchten Sie Ihr Kind nicht stillen, so können Sie entscheiden, ob Sie Medikamente zum Abstillen erhalten möchten. Da kann Sie ebenfalls Ihre Hebamme am besten unterstützen. Haben Sie sich für die Flaschennahrung entschieden, so ist es ratsam, sich eine Auswahl an Saugern und Flaschen zuzulegen. Nicht jeder Sauger wird von jedem Kind akzeptiert. Ebenso könnte Ihr Baby auch nicht jede Flaschennahrung vertragen. Das würden Sie noch rechtzeitig erfahren.

Haben Sie sich für das Stillen entschieden, müssen Sie sich zwar keine Fläschchen kaufen, dennoch gibt es das eine oder andere Produkt auf dem Markt, das Ihnen helfen kann.

Wenn Sie sich an dieser Stelle fragen, wieso man Produkte benötigt, wenn es doch das Natürlichste der Welt zu sein scheint, so sei Ihnen gesagt, dass jeder

Anfang schwer ist. Sowohl das Baby als auch die Mutter müssen das Stillen erst erlernen und beide müssen sich als Team einspielen. Das braucht seine Zeit. Obwohl dem Neugeborenen ein natürlicher Saugreflex angeboren ist, steckt eine ganze Technik hinter dem richtigen Andocken und Saugen. Dies kann unter Umständen zu wunden und rissigen Brustwarzen führen. Lanolin, Kompressen und andere Wundermittelchen können ein wenig Linderung verschaffen. Eine Pumpe zur Anregung des Milchflusses ist auch nicht verkehrt. Um sich einen einfachen Stillstart zu sichern, empfiehlt man, so früh wie möglich nach der Entbindung das Baby anzulegen. Es würde das reichhaltige Kolostrum erhalten, das in Fachkreisen nicht ohne Grund als „flüssiges Gold" bezeichnet wird. Es hilft, das Immunsystem aufzubauen, und versorgt auch in kleinen Mengen das Baby mit wichtigen Nährstoffen, Antikörpern und Proteinen.

Im weiteren Verlauf Ihrer Stillgeschichte ist es wichtig, dass Sie Ihr Kind häufig anlegen. Am besten ist ein Füttern nach Bedarf, das mit Muttermilch oder Flaschennahrung erfolgt. Früher hat man das Füttern nach Zeitplan empfohlen, was einige Kliniken ebenfalls noch durchführen. Da Sie zu Hause eine Eins-zu-Eins-Betreuung als Wöchnerin erhalten, kann Ihre

Hebamme ein Auge darauf haben, falls Sie Startschwierigkeiten haben sollten. Sollten die Probleme trotzdem nicht behebbar sein, können Sie auch Stillberater engagieren, die Ihnen da sicherlich zur Seite stehen werden. Eine Still- und Laktationsberaterin (IBCLC) hat eine medizinische Ausbildung und kann mit Sicherheit praktische Erfahrung in der Betreuung von Mutter und Baby vorweisen. Durch ihre zusätzlichen Qualifikationen ist sie in der Lage, die neusten Erkenntnisse bezüglich des Stillens weiterzureichen. Sie ist sozusagen immer Up-to-date und beharrt nicht auf alten Methoden, sondern kann die Situation von Mutter und Kind analysieren und ein Modell oder Techniken vorschlagen, die individuell passen.

Wenn Sie fleißig anlegen, kommt die Milch durchschnittlich am dritten Tag eingeschossen. Den Milcheinschuss sollte man nicht unterschätzen. Sollten Sie an Vorerkrankungen, wie einer Schilddrüsenunterfunktion leiden, oder zu wenig anlegen, kann der Einschuss auch auf sich warten lassen. Es gibt einige Hausmittel, die Ihnen zugutekommen können. Malztrunk, Fenchel-Kümmel-Anis-Tee und viele andere Getränke wirken Milch-fördernd und können von Ihnen direkt getrunken werden. Es gibt auch Homöopathika, die Ihnen da behilflich sein können. Kohl-

oder Quarkkompressen, die eine kühlende und heilende Wirkung aufzeigen, werden oft im Wechsel mit warmen Lappen geraten, wenn die Brüste sehr prall sind und eine Hitze absondern, die sogar unter Umständen unangenehm sein kann. Damit Ihre Kleider nicht mit Milch getränkt werden, benutzen die meisten stillenden Frauen Stilleinlagen. Diese gibt es in einer Wegwerf- und Stoffvariante. Beide Varianten kann man in einem gewöhnlichen Drogeriemarkt erwerben. Probieren Sie sich durch, denn nicht jede Stilleinlage passt zur Brustform und zur Milchmenge, die austreten kann.

Die siebte Entscheidung betrifft die Vorbereitung des Wochenbetts. Der Begriff Wöchnerin beschreibt eine Frau in den ersten sechs bis acht Wochen nach der Entbindung, in denen sich die Geschlechtsorgane zurückbilden. Hierbei spielt die Art der Entbindung (natürlich oder Sectio) keine Rolle. Vor allem die Gebärmutter wird sehr streng überwacht. Sie zieht sich sehr schnell zusammen und wird kleiner. Tees wie Himbeerblättertee können diesen Prozess beschleunigen. Eine Faszienrolle oder ein gewöhnliches Handtuch zur Rolle gedreht kann unter den Bauch gelegt und im Rollen massiert werden. Fragen Sie Ihre Hebamme, ob Sie Ihnen Tipps und Tricks verrät, denn die

Fürsorge für Ihren Körper sollte nicht mit der Schwangerschaft enden.

In dieser Phase des Mutterseins ist es ratsam, sich nur um das Neugeborene zu kümmern und sich von der Geburt zu erholen. Auf Wunsch kann Ihre Hebamme Sie während dieser Zeit betreuen. Meist spricht man von einer Nachsorge, die auch Hebammen anbieten, die keine Hausgeburten begleiten. Je nach Art der Krankenversicherung stehen Ihnen bestimmte Intervalle, in denen sie zu Ihnen kommt, zu.

Etwas, woran man direkt mit dem Wochenbett in Zusammenhang bringt, ist der Wochenfluss. Dieser kommt nach jeder Entbindung, unabhängig von der Art (natürlich oder Sectio) und kann das ganze Wochenbett über Ihr Begleiter sein. Es ist wichtig, dass Sie die Intensität und das Aussehen der Blutung sowie auch eventuelle Schmerzen und vor allem das Ausbleiben (ab 24 Stunden) der Blutung im Blick behalten. Vermutlich wird Ihre Hebamme Sie bei jedem Besuch nach Ihrem Wochenbettfluss befragen. Zwar sind Sie sicherlich daran gewöhnt, Blut auszuscheiden, dennoch ist dies eine andere Erfahrung. Wenn Sie verunsichert sein sollten, haben Sie immer Ihre Hebamme oder auch Ihren Gynäkologen, den Sie befragen können. Es gibt zahlreiche Produkte auf dem Markt, die für den Wochenfluss geeignet sind. Sie haben die Wahl zwischen Wegwerfartikeln und Produkten aus Stoff. Beides hat seine Vor- und Nachteile. Bei den Wegwerfbinden sollten Sie drauf achten, dass es keine Klebestreifen auf der Rückseite gibt. Diese können die Luftzirkulation und damit auch die Wundheilung beeinträchtigen. Am Anfang sollten Sie dickere Einlagen verwenden und regelmäßig im Dreistundentakt wechseln. Von Tampons wird in jedem Fall abgeraten, da Infekte die Folge sein könnten.

Ungefähr nach der dritten Woche könnte es sein, dass die Blutung schon fast vorbei ist und Zervixschleim ähnelt. Hierbei können gewöhnliche Slipeinlagen völlig ausreichen. Bei Stoffbinden würden Sie ähnlich vorgehen. Auch hier gibt es saugstarke aus Baumwolle, Hanf, Bambus oder Mikrofaser. Die Stoffe unterscheiden sich in ihren Eigenschaften. Für das Wochenbett empfehlen sich natürliche Materialien, etwa Baumwolle. Die Stoffe Baumwolle und Bambus saugen sehr schnell und speichern die Flüssigkeiten, wohingegen Hanf eher als starker Speicher und langsamer Sauger zu betrachten ist. Dünnere Stoffeinlagen können als Slipeinlagen, wenn die Blutung nachlässt, verwendet werden. Bitte auch in diesem Fall keine Menstruationstassen verwenden.

Der Vorteil der Stoffvariante ist, dass diese nachhaltiger, atmungsaktiver und eventuell sogar gemütlicher beim Tragen sein kann. Der Nachteil ist, dass die Anschaffungskosten auf den ersten Blick sehr hoch erscheinen. Würde man diese jedoch weiterverwenden, wenn die Menstruation wieder einsetzt, so rentiert sich dies wieder. Außerdem könnte Sie die Frage nach dem Waschen beschäftigen. Die Einlagen können in der gewöhnlichen Koch- und Buntwäsche bei 60 Grad mitgewaschen werden. Jedoch sollte man keine Hygiene- oder Weichspüler verwenden, da diese Mittel sowohl die Stoffe und die Saugfähigkeit beschädigen als auch nicht sonderlich beim Aspekt Nachhaltigkeit mitspielen.

Empfehlenswert ist es, die Wäsche vorher zu spülen und abpumpen zu lassen, damit die Körperflüssigkeiten aus der Ladung extrahiert werden. Die Vorteile bei den Wegwerfartikeln sind, dass Sie in der Momentaufnahme geringere Kosten und weniger Waschaufwand haben. Nachteilig sind die Superabsorber zu erwähnen, die gesundheitsschädlich sein können. Des Weiteren können sich Bakterien besser verbreiten als im Stoff, was zur Geruchsbildung beitragen kann. Außerdem entsteht hierbei Müll, was der Umwelt schadet. Wie Sie sich entscheiden wollen, hängt von Ihrer eigenen Einstellung und Lebensweise ab.

Hygiene sollte zwar allgegenwärtig sein, doch spielt sie gerade nach der Entbindung eine große Rolle. Doch in diesem Fall ist weniger mehr. Wasser sollte Ihr liebster Freund und alle Intimlotionen, Parfums oder Reiniger Ihr vorübergehender Feind sein. Sie werden merken, dass die Ausscheidung nach einer Geburt anders verläuft als vor der Geburt. Bei manchen ist das temporär, bei einigen ein dauerhafter Zustand. Nichtsdestotrotz wird es gerade in der Anfangszeit gewöhnungsbedürftig sein. Inkontinenz und Hämorriden sind weiter verbreitet, als man denken mag. Um Brennen beim Wasserlassen zu vermeiden, können Sie mittels einer Podusche oder eines Messbechers Wasser parallel zum Urin laufen lassen. Die Temperatur sollte für Sie angenehm gewählt sein.

Je nachdem, ob Sie die ganze Zeit des Wochenbettes jemanden an Ihrer Seite haben, der sich um Sie kümmert, wird oft empfohlen, Essen während der Schwangerschaft vorzukochen und einzufrieren oder auf Fertiggerichte zurückzugreifen. Auch die Telefonnummer des örtlichen Pizzalieferservices sollten Sie nicht zu weit wegtun. An eine gesunde Flüssigkeitszufuhr sollte ebenfalls gedacht werden, vor allem, wenn Sie vorhaben, Ihr Baby zu stillen. Es mag Ihnen vorkommen, als sei Ihr neues Familienglied eine neue Sonne, um die Sie sich drehen, dennoch ist es sehr wichtig, dass Sie sich auch um Ihre Wenigkeit kümmern, auch wenn dies schnell vergessen wird.

Auch Ihr innerer Zustand wird vermutlich ein Thema für Sie sein. Zwar kann man sich nie richtig auf die Zeit danach vorbereiten, dennoch ist es nicht verkehrt, sich mit der Thematik Depression auseinanderzusetzen. Die Stichworte „Baby Blues" und „Postpartale Depression" können zum Mutterdasein dazugehören. Es gibt viele Hilfsangebote und Stellen, die Ihnen nähere Information und Hilfe anbieten können. Selbstverständlich können Sie auch dies ruhig mit Ihrer Hebamme oder Doula besprechen. Ihre psychische und mentale Gesundheit ist ebenso, wenn nicht sogar wichtiger als Ihre körperliche Fitness. Wenn man die Erfahrung selbst nicht erlebt hat, kann man den starken Abfall der Hormone und der extremen Veränderung, die ein Baby mit sich bringt, unterschätzen.

Umstände in Deutschland

WELCHE VORAUSSETZUNGEN MÜSSEN SIE ERFÜLLEN?

Wie Sie sich schon sicherlich gedacht haben, betreuen Hausgeburtshebammen nur Frauen, die zu einer Hausgeburt geeignet sind. Welche Umstände können Sie in Ihren Wünschen einschränken? Zuallererst muss gesagt sein, dass Sie zwar mit einem Lebewesen schwanger sind, dieses Leben jedoch erst nach seiner Geburt über „richtige" Rechte verfügt. Somit dürfen Sie bis zur Entbindung (fast) uneingeschränkt entscheiden, was mit Ihrem Körper passiert. Sie dürfen „nur" ab der zwölften Schwangerschaftswoche das Leben Ihres Babys nicht gefährden. Theoretisch müssen Sie sich keine medizinische Hilfe weder während der Schwangerschaft noch bei der Geburt holen. Wenn Sie sich dennoch bei Ihrer Schwangerschaft Unterstützung wünschen, ob dies nur Ihr Frauenarzt oder auch Ihre Hebamme ist, so geben Sie einen Teil der Verantwortung ab. Es ist nichts Schlimmes, es ist etwas Alltägliches. Sie vertrauen auch im Moment einer Zahnreinigung darauf, dass Ihr Arzt das Richtige macht. So verhält es sich auch bei den Hausgeburtshebammen. Diese unterstützen Sie sehr gern bei Ihrer Entscheidung, in Ihren eigenen vier Wänden entbinden zu wollen, doch Sie helfen nur unter bestimmten Bedingungen, da auf Ihren Schultern sehr viel Verantwortung lastet.

Dank vieler Schwangeren vor Ihnen hat die Medizin genügend Erkenntnisse, um anhand bestimmter Faktoren Risiken abzuwägen. Befinden Sie sich in so einem Risiko, wird Ihnen vermutlich eine Hausgeburt (je nach Fall) verweigert beziehungsweise strengstens davon abgeraten. Sie müssen diesen Empfehlungen nicht folgen und Ihr „Glück" allein versuchen. Sei es nun eine geplante oder ungeplante Alleingeburt, diese ist laut deutschem Recht nicht verboten, dennoch könnte es unangenehme Konsequenzen geben, falls die Geburt nicht komplikationslos verläuft. An dieser

Stelle sei gesagt, dass dies weder eine Befürwortung noch eine Ablehnung ist. Sie entscheiden dies so, wie Sie es für richtig halten. Da die meisten Schwangeren auf einen Beistand bestehen, müssen sie sich auch an die Voraussetzungen halten.

Ein Kriterium, das Sie vielleicht nicht kommen sehen, könnte das **Alter** sein. Falls Sie über 35 Jahre alt sind, ist es statistisch festgehalten, dass einige Komplikationen wahrscheinlicher sind, auch wenn Sie bereits Erfahrungen beim Entbinden haben. **Minderjährige** zählen auch dazu. **Vielgebärende** Frauen, die mehr als vier Kinder haben, werden ebenfalls eingestuft. **Mehrlingsschwangeren** wird ebenfalls von einer Hausgeburt abgeraten. Statistisch gesehen, geraten diese Schwangerschaften deutlich öfter vor dem Entbindungstermin in interventionsreiche Entbindungen. Doch es ist kein absolutes Ausschlusskriterium. Ihr körperlicher Zustand spielt eine große Rolle. Vielleicht haben Sie von der Bezeichnung Risikoschwangere bereits gehört. So wird man benannt, wenn der gesundheitliche Zustand eingeschränkt ist.

Adipositas ist zwar weitverbreitet und wird oft gar nicht als eine Krankheit angesehen, kann aber unter Umständen und je nach Grad eine Schwangerschaft und somit auch eine Geburt deutlich erschweren. Bei

Rhesusunverträglichkeit wird es ein wenig komplizierter. Bei einer Rhesus-negativen Mutter, die ein Rhesus-positives Kind austrägt, kann es passieren, dass sie, wenn sie unbehandelt bleibt, bei Kontakt zum Blut Ihres Babys Antikörper entwickelt. Somit wäre eine erneute Schwangerschaft sehr risikobehaftet, da der Körper der Mutter den Organismus des neuen Babys angreifen würde, falls die Unverträglichkeit wieder vorliegen würde. Dies ist eine Fehlfunktion des Körpers. Selbstverständlich gibt es medizinische Hilfe. Doch von einer Hausgeburt wird in so einem Fall abgeraten, da die Hebammen die nötigen Mittel nicht verabreichen dürfen.

Bestimmte **Vorerkrankungen**, wie beispielsweise Epilepsie, Asthma, Diabetes, Herzprobleme, besondere **Erbkrankheiten**, die Einnahme einiger **Medikamente** und der **Konsum von Rauschmitteln** stellen ebenfalls Faktoren dar, die eine Hausgeburt ausschließen können. Sie werden von Ihrem Frauenarzt für gewöhnlich am Anfang Ihrer Vorsorge befragt. Dieser kann Ihnen mitteilen, ob eine Risikoschwangerschaft besteht. 52 Kriterien wurden festgelegt, die dies festlegen können. Erzählen Sie am besten Ihrem Gynäkologen von Ihren Plänen. Dieser kann Ihnen genauer mitteilen, ob Ihre Vorerkrankungen Sie daran hindern könnten, zu Hause zu gebären.

Anders verhält es sich bei Zuständen, die sich während einer Schwangerschaft ereignen und bei denen man zu einer klinischen Geburt rät. Manche Frauen erleiden sie nie und bei manchen Frauen sind sie präsent. **Blutungen** sollten von Ihrem Gynäkologen untersucht und bewacht werden. Die Gründe hierfür sind zahlreich.

Ebenso ist es bei **Anämie.** Es ist Ihnen vermutlich bekannt, dass der Fötus ebenfalls vom Körper der Mutter alle nötigen Nährstoffe zur Entwicklung erhält. So benötigt der kleine Körper viel Eisen zum Wachsen. Daher werden in einer gewöhnlichen Vorsorge beim Gynäkologen die Blutwerte der Mutter regelmäßig kontrolliert. Liegt der Hämoglobinwert unter dem Richtwert, sollte mittels Nahrungsergänzungsmittel nachgeholfen werden. Falls immer noch eine starke Unterversorgung herrscht, kann es mitunter sehr gefährlich für Baby und Mama werden. Der Arzt könnte Ihnen beispielsweise Infusionen verabreichen. Bei so einem Fall wird ebenfalls von einer außerklinischen Geburt abgeraten. Bei hohem Blutverlust kann es sogar lebensgefährliche Umstände annehmen.

Sie können während Ihrer Vorsorge beim Frauenarzt einen Zuckertest machen, um herauszufinden, ob

Sie an **Schwangerschaftsdiabetes** leiden. Dies kann bei jeder Frau passieren und bedingt eventuell Medikation. Oft entwickelt sich dadurch ebenfalls ein zu großes Baby. Ein zu kleines könnte ebenfalls problematisch sein. Bei der Größe steckt oft eine **Unterversorgung des Fötus** dahinter. Dies erfordert ebenso einen Arzt, der das im Blick behält.

Auch, wenn Sie mit Ihrem **Blutdruck** vor der Schwangerschaft keinerlei Probleme hatten, so kann es vorkommen, dass Sie damit im Verlauf Ihrer Schwangerschaft zu kämpfen haben werden. Ihr Gynäkologe könnte Ihnen Medikamente verschreiben, um diesen unter Kontrolle zu halten. Bei zu hohem Blutdruck steigt die Gefahr einer **Präeklampsie.** Man kann sich leider noch nicht genau erklären, warum manche Frauen an so einer Erkrankung während der Schwangerschaft leiden, aber man geht davon aus, dass es sich um eine Anpassungsstörung des Organismus handelt. Man kann an Ödemen leiden und es ist zudem noch Eiweiß im Urin nachweisbar. Hiermit ist auch das Geheimnis der ständigen Pipiproben, die man beim Frauenarzt abgeben muss, gelöst. Leider kann eine Präeklampsie in eine **Eklampsie** übergehen. Dies kann sehr gefährlich werden und in den meisten Fällen muss die Schwangere dann ins Krankenhaus und die

Schwangerschaft endet frühzeitig – für gewöhnlich im Kaiserschnitt. Bei **vorzeitigen Wehen**, aber auch eine **Zervixinsuffizienz** sollte man ebenso im Krankenhaus entbinden. Sollte es ein **Frühchen** werden, so kann die eine oder andere Kinderintensivstation das kleine Wunder noch retten.

Bei der **Lage des Babys** scheiden sich die Gemüter. Die ideale Position wäre mit dem Köpfchen im Becken zu entbinden. Die meisten Babys finden tatsächlich kurz vor der Entbindung in diese Lage. Der sicherste Ort, ein Baby in Steißlage, also mit dem Popo im Becken, zu gebären, stellt die Klinik dar. Dies tut allerdings auch nicht jede. Fragen Sie Ihre Hebamme, ob sie Erfahrungen mit Babys in Steißlage hat und ob sie Sie in diesem Fall bei einer Hausgeburt betreuen würde. Dies hängt auch sehr von der Hebamme ab. So verhält es sich auch mit dem **Übertragen**. Sollte die Schwangerschaft bis zwei Wochen nach dem errechneten Entbindungstermin nicht von allein enden, so wird Ihnen empfohlen, im Krankenhaus allerspätestens 14 Tage nach dem Termin einer Einleitung zuzustimmen. Die Risiken seien einfach zu hoch. Es könnte sein, dass Ihre Hebamme schon deutlich vorher versucht, Ihnen zu helfen. Es gibt zahlreiche Ankurbelungsmöglichkeiten. Angefangen bei Akupunktur, bei

Wehen-auslösenden Cocktails bis hin zum Orgasmus und der Zufuhr vom Prostaglandin, das sich im Sperma befindet, wird Ihnen alles empfohlen.

DER BEISTAND UND DIE FORMALITÄTEN

Der Beistand einer Doula während der Schwangerschaft und Geburt ist keine Krankenkassenleistung. Für typische Leistungen einer Doula kann man meist zwischen 450 und 750 Euro erwarten, oft passen die Doulas jedoch den Preis an die Einkommensverhältnisse der Familien an. Falls Sie sich eine Doula nicht leisten können, kann Ihnen der Verein „Doulas in Deutschland" bei der Finanzierung helfen. Sie bekommen dafür ein bis zwei Vorgespräche in der Schwangerschaft und ganzheitliche Rufbereitschaft zwei Wochen vor und nach dem errechneten Entbindungstermin. Selbstverständlich begleitet die Doula die Schwangere die ganze Geburt über und kommt hinterher noch zweimal im Wochenbett vorbei, wenn dies gewünscht ist.

Bei Hebammen verhält es sich anders. Wie bereits erwähnt, steht Ihnen eine Hebamme während der ganzen Schwangerschaft und im Wochenbett zu. Doch wie verhält es sich während der Geburt? Hausgeburtshebammen gibt es in Deutschland, doch langsam werden auch diese zur Rarität. Vergleicht man Länder, in denen Hausgeburten vom Staat subventioniert werden, wie in den Niederlanden, so erkennt man bereits an den Zahlen, dass der Einfluss der Allgemeinheit eine Rolle spielt. So entschließen sich zwei von drei risikoarmen Schwangeren in den Niederlanden dazu, ihre Geburt zu Hause auszuüben, während die Rate in Deutschland gerade mal bei zwei Prozent liegt. Wie kommt es zu dieser niedrigen Zahl? Vielleicht hängt dies mit der niedrigen Anzahl der Hausgeburtshebammen zusammen.

Um die Tätigkeit einer Hebamme in Bezug auf eine Hausgeburt ausführen zu dürfen, benötigt man eine Berufshaftpflichtversicherung. Nach deutschem Recht muss eine Hebamme abgesichert sein, falls bei der Entbindung etwas schiefgehen sollte und sie diejenige ist, die diesen Fehler begangen hat. Es lastet auch eine enorme Verantwortung auf ihr. Die zu zahlende Summe ist schlicht weg seit 2015 um das 170-fache in die Höhe geschossen, sodass viele Hebammen sich diese Versicherung nicht mehr leisten können.

Umso mehr ist es beeindruckend, dass es sie trotz der Hürden und Schwierigkeiten immer noch gibt – die

Hebammen, die eine Hausgeburt begleiten. In Deutschland übernimmt die Krankenkasse auch bei einer außerklinischen Entbindung die meisten Kosten. Lediglich bei der Rufbereitschaft der Hebamme müsste eine Pauschale von etwa 150 bis zu mehreren Hundert Euro aus der eigenen Tasche bezahlt werden. Fragen Sie bei Ihrer Versicherung nach, denn einige bezuschussen sogar die Rufbereitschaft.

Sorgen und Probleme

DER WEHENSCHMERZ

Vermutlich gab es bei Ihrer Entscheidung zur Hausgeburt einen Gedanken, der Sie zweifeln ließ. Wie ist es, wenn *ich* mit den Schmerzen nicht zurechtkomme? In einer Klinik haben Sie Ärzte, die berechtigt sind, Ihnen Schmerzmittel zu verabreichen. Hebammen dürfen beispielsweise keine PDA legen oder Ihnen Opiate geben. Alternative Schmerzbewältigung gibt es dennoch. Akupunktur und Homöopathika sind solche. Fragen Sie Ihre Hebamme, was Sie Ihnen bieten kann. Um auch ohne

Mittel zurechtzukommen, müssten zuallererst Sie verstehen, was Wehenschmerzen sind. Dass Wehen rhythmische Kontraktionen der Gebärmuttermuskulatur sind, dürfte Ihnen bereits bekannt sein. Doch wieso sind einige schmerzhafter als andere? Die Lösung liegt in der Sauerstoffversorgung. Muskeln, die gerade dabei sind, extreme Arbeit auszuführen, benötigen ausreichend Sauerstoff.

Nicht umsonst wird gesagt, man müsse nur atmen. (Sagen Sie das allerdings lieber keiner Frau, die sich gerade vor Schmerzen krümmt, auch wenn es die Wahrheit ist.) Oftmals ist die erste Reaktion, wenn einem Schmerz widerfährt, eher die Luft anzuhalten und von Entspannung ist weniger die Rede. Es ist eine verständliche Reaktion, trotzdem ist es sehr wichtig, entspannt zu bleiben und richtig ein- und auszuatmen. Wenn man aufhört zu atmen, bildet sich Milchsäure, die nur noch zu mehr Schmerzen führt. Die Schmerzen kommen nicht direkt von der Gebärmutter. Diese hatte genug Zeit zu trainieren. Das, was hauptsächlich die Schmerzen abgeben, sind die Bänder, Nerven und Muskeln. Nicht umsonst spüren die meisten die Wehen im unteren Rücken.

Mittlerweile gibt es zahlreiche Methoden und Kurse, die einer Schwangeren helfen sollen, mit ihren

Schmerzen besser umgehen zu können. Das sogenannte Hypnobirthing ist eine der bekanntesten und
populärsten Praktiken. Hierbei lernt die Frau, wie sie
mithilfe eines tranceähnlichen Zustands ihre Wehen
richtig veratmen kann. Sie lernen in diesen Kursen,
wie Sie mit Ihren Ängsten und vor allem mit Stress umgehen können. Das Stresshormon Cortisol ist der eigentliche Übeltäter, der für Verkrampfungen verant-
wortlich ist. Auch, wenn man sich das zuerst schwer
vorstellen kann, so gibt es Frauen, die mithilfe des
Hypnobirthings eine sanfte und schmerzarme Geburt
erlebten.

Neben der Atmung gibt es noch weitere Mittel, die
Ihnen bei der Bewältigung der Wehenschmerzen helfen können. Eine Methode wäre es, ab der 32. Schwangerschaftswoche mit der Louwen-Diät zu beginnen.
Zwar wird Ihnen in der Schwangerschafts- und Still-
zeit empfohlen, keine Diäten auszuprobieren, doch
diese hat weniger das Abnehmen im Sinn, sondern
eher die Gesundheit.

Eine ausgewogene und abwechslungsreiche Er-
nährung sollte auf der To-do-Liste von Jedermann stehen. Doch wer sich diesen Plan ausgedacht hat, der
kennt den Bösewicht Stress nicht. Oftmals kommt man
im Arbeits- und Familienalltag nicht dazu, sich mit

gesunder Kost auseinanderzusetzen, doch sobald eine Frau schwanger wird, gibt es mehr zu beachten. Die Louwen-Diät fokussiert sich auf den Verzicht bestimmter Kohlenhydrate und Zucker. Frauen, die diese Diät befolgt haben, berichten von einer schnelleren und schmerzarmen Geburt. Es gibt noch andere Diäten und Ratschläge, wie die sechs Datteln, die man täglich essen soll, um eine schnelle Geburt zu erlangen. Im Endeffekt kann Ihnen niemand garantieren, ob und welche Methode am besten funktioniert.

ÄNGSTE

Unter der Geburt können einige Situationen zu Sorgen, Zweifeln und im schlimmsten Fall sogar zur Gefahr führen. Diesbezüglich können Sie sich natürlich informieren. Sie sollten jedoch die Vor- und Nachteile abwägen. Ob Sie nun jeden einzelnen Fall, der zu Komplikationen führen kann, durchgehen oder lieber unwissend bleiben und Ihrer medizinischen Begleitung vertrauen, hängt ganz allein von Ihrem Wunsch ab. Ängste gehören zu unserem Leben dazu. Vor allem unbekanntes Terrain kann einem Sorgen bereiten. So ist es nicht verwunderlich, dass die meisten Frauen einer Schwangerschaft und Geburt zwar mit Glück, aber auch mit Angst und Sorge begegnen. Sie kann Ihnen niemand nehmen. Doch es schadet niemals, an den Ursprüngen Ihrer Ängste zu arbeiten.

Wenn Sie Erstgebärende sind, könnte es sein, dass Sie zwar den Wunsch verspüren, außerklinisch zu gebären, doch kann die Unwissenheit Unsicherheiten auslösen. Auch eine erfahrene Mutter kann ebenso Ängste verspüren, denn jede Schwangerschaft bringt etwas Neues mit sich. In beiden Fällen sollten Sie sich bewusst machen, dass Sie nicht allein sind. Wenn es Menschen in Ihrem Umkreis gibt, die kein Verständnis für eine Hausgeburt haben und Sie einschüchtern, so versuchen Sie, Ihre Ängste von den Menschen in Ihrer Umgebung zu unterscheiden und nicht zu übernehmen, denn das kann ganz schnell passieren.

Ein mögliches Szenario sollte dennoch erwähnt werden. An dieser Stelle: Trigger-Warnung – Es geht um Totgeburten. Mütter- und Säuglingssterblichkeit ist etwas, was leider dazugehört. Dennoch darf man nicht außen vor lassen, dass diese Todesfälle häufig mit schlechten Lebensumständen zusammenhängen. Hunger, Krieg und Seuchen sind auch heutzutage noch weltweit vertreten, doch in Deutschland ist es eher die Ausnahme als in anderen, ärmeren Ländern. Oft verbluten die Frauen nach den Geburten, was eine Folge von unprofessionell durchgeführten, früheren Abtreibungen ist. Die Rate in Deutschland ist im Vergleich zu beispielsweise Entwicklungsländern deutlich geringer. Hier spielt nicht der Ort der Entbindung die primäre Rolle, sondern der gesundheitliche Zustand der Frauen.

Doch eine Angst besteht trotz allem: Die Angst davor, kostbare Minuten zu verlieren, die man im Krankenhaus hätte. Zugegeben: Es ist schwierig. Wenn Sie sich am sichersten in den Händen von Ärzten fühlen und Sie an einer Hausgeburt von Anfang an Zweifel hatten, so entscheiden Sie sich bitte nach Ihrem Bauchgefühl. Für eine Hausgeburt benötigt man Überzeugung und Hingabe. Lassen Sie bitte keinen Druck von außerhalb zu, der für Sie diese Entscheidung beeinflussen kann. Wer nicht hinter seinen Taten und Entscheidungen stehen kann, der kann sich auch nicht von Ängsten lösen.

Es gibt Fälle, bei denen das Baby im Krankenhaus höhere Überlebenschancen hätte. Es gibt allerdings auch mit Sicherheit Fälle, bei denen die Schwangere im Krankenhaus so viel Stress hatte, dass die Geburt für sie zu einem interventionsreichen Trauma wurde und es eventuell bei ihr Zuhause anders gelaufen wäre. Diese Risiken geht man immer ein, ob zu Hause, in der

Klinik oder im Geburtshaus. Man kann keine Situation zu einhundert Prozent vorhersehen. Doch es gibt die Kriterien nicht umsonst, die festlegen, wann eine Schwangere eine Kandidatin für eine Hausgeburt darstellt. Es gibt nicht umsonst so gut geschultes Personal, das jahrelange Praxis hinter sich hat und hervorragend entwickeltes Equipment mit sich bringt, nur um die kleinsten Veränderungen in den Herztönen feststellen zu können. Die haben nur ein gelungenes Endergebnis im Sinn. Zusätzlich gibt es ebenfalls diese ganzen Vorsorgeuntersuchungen und Maßnahmen nicht umsonst, denn je gesünder Mama und Baby sind, desto höher ist die Wahrscheinlichkeit, dass alles gut ausgehen wird. Wenn diese Verlustängste bei Ihnen sehr tief sitzen, können Sie vor der Geburt eine psychologische Hilfe in Anspruch nehmen. Es ist immer ein Schritt in die richtige Richtung, sich zu öffnen und seinen Gefühlen, Gedanken und Emotionen auf den Grund zu gehen. Sie müssen nicht allein mit Ihren Sorgen und Ängsten bleiben.

EIN WORT AN DIE PARTNER

Ein Baby verändert alles bei der Mutter, doch auch bei dem Partner der Mutter bleibt nichts, wie es vorher war. Auf Sie kommt eine neue, spannende Zeit zu, die Sie bis an Ihre Grenzen fordern wird. Auch Sie können sicherlich nicht tatenlos herumsitzen und Ihre Frau die ganze Arbeit allein erledigen lassen. Bei den Vorbereitungsmaßnahmen und auch bei der Geburt können Sie sie unterstützen. Massagen und andere Wohlfühlaktionen kommen Ihnen sicherlich in den Sinn. Im Krankenhaus schauen die Partner meist nur zu, geben das Wasser an oder massieren die eine oder andere Stelle. Bei einer Hausgeburt entbindet Ihre Frau in Ihrem Zuhause. Sich dessen bewusst zu sein, wäre schon mal ein Anfang.

Das, was im Krankenhaus die Pfleger und Hebammen erledigen, kommt nun auf Ihre To-do-Liste. Möchte Ihre Frau im Wasser gebären, so muss der Pool aufgebaut und gefüllt werden. Wer einen Garten hat und wenn der Entbindungstermin im Sommer ist, hat vermutlich mit dem Gartenschlauch einfachere Umstände. In einer Wohnung kommt vermutlich Ihr handwerkliches Geschick ins Spiel, vielleicht auch einfach nur ein Schlauch aus dem Baumarkt. Möchte Ihre Frau an Land gebären, ist es nicht verkehrt, das Bett gebärfertig zu gestalten. Damit alles reibungslos verläuft, müssten Sie das Bett und die Umgebung vorbereiten und sichern. Vielleicht ist ein Haken mit einem Tuch an der Decke von großem Nutzen? Ihrer Kreativität sollten keine Grenzen gesetzt werden. Die meisten Frauen möchten das Kommando der Vorbereitungen übernehmen, Sie müssten in dem Fall nur die Befehle ausführen.

Ein Tipp für alle Fälle: Sie müssen wissen, wo die Notfalltasche ist und je nachdem, ob Sie nicht mehr nach Hause fahren wollen, wo ebenfalls die Babyschale ist. Wenn alles schnell gehen sollte, könnte Ihnen Ihr kühler Kopf wichtige Minuten verschaffen. Ebenso sieht es auch beim Transport aus. Haben Sie einen eigenen Pkw oder nehmen Sie das Taxi oder den Rettungswagen, falls es notwendig sein sollte? Achten Sie bei Ihrem eigenen Auto darauf, dass Sie im Zeitraum zwei Wochen vor und nach dem errechneten Entbindungstermin immer genug im Tank haben. Bei der anderen Option ist es nicht verkehrt, sich wichtige Nummern wie die des Taxiunternehmens einzuspeichern. Dies gilt ebenso, wenn Sie schon Kinder haben. Falls Sie diese zu Hause betreuen möchten, wenn es so weit ist, müssten Sie sich überlegen, was Sie machen, wenn das Worst-Case-Szenario eintreffen sollte. Bleiben Sie dann zu Hause und Ihre Frau fährt allein ins Krankenhaus oder vereinbaren Sie beispielsweise was mit Ihrer Schwiegermutter?

Unter der Geburt kommt es vermutlich dazu, dass Sie mehrere Rollen übernehmen könnten. Dass Sie für Ihre Frau da sein sollten, ist Ihnen auch ohne diesen Ratgeber bewusst. Doch bereiten Sie sich vor, Ihre Frau so zu sehen, wie Sie es sich nicht mal vorstellen können. Eine Geburt ist eine extreme Situation für den Körper und Verstand Ihrer Frau. Seien Sie offen für mögliche Bilder, Eindrücke, Geräusche und Gerüche. Doch bereiten Sie sich auch auf Ihre eigene Reaktion vor. Nicht umsonst sagt man, dass der Partner mit der Frau mit schwanger sei. Die Stimmung und die Hormone hinterlassen auch bei dem anderen Elternteil Spuren, ebenso der extreme Abfall und Umschwung.

Am besten wäre es, dass Sie nicht vergessen, fit zu bleiben. Falls Sie keine lange Zeit am Stück wach bleiben können, bereiten Sie sich Kannen voll Kaffee oder koffeinhaltigen Tees vor. Denken Sie ebenso ans Essen! Eine Geburt kann sehr lange dauern, somit sollten Sie sich nicht an Ihrer Frau orientieren. Sie könnte stundenlang keinen Hunger oder Durst verspüren, weil ihr Körper anderweitig beschäftigt ist. Ihrer ist jedoch auf eine regelmäßige Zufuhr angewiesen. Im schlimmsten Fall könnten Sie in Ohnmacht fallen oder dehydrieren. Durchaus könnte es vorkommen, dass Sie an der Entscheidung, zu Hause zu bleiben, Zweifel bekommen. Viele Väter kriegen diese früher oder später. Vertrauen Sie auf Ihre Frau, auf ihre Entscheidung und ihren Instinkt.

Wenn Sie Ängste verspüren, die bei Ihnen Blockaden verursachen, oder wenn Sie nicht aus den veralteten Mustern herauskommen können, dass eine Hausgeburt gefährlich sei, so können auch Sie sich Hilfe suchen. Tiefer zu graben, bedeutet zwar mehr Arbeit, doch es richtet selten Schaden an. Des Weiteren könnte es vorkommen, dass auch einige Menschen aus Ihrem Umfeld Ihre Entscheidung kritisieren. Die Vorurteile und negative Meinung gegenüber einer Hausgeburt sind immer noch in der breiten Masse vertreten. Sie haben die Möglichkeit, Ihr Gegenüber aufzuklären und ihm die Vorteile einer außerklinischen Entbindung aufzuzählen. Es sei Ihnen überlassen, doch seien Sie gewarnt, dass Sie, vor allem als Elternteil, oft in Situationen kommen werden, in denen Sie das Gefühl bekommen, eine Erklärung oder Rechtfertigung zu nennen.

Literaturliste des Ratgebers Hausgeburt

- aerzteblatt.de (14. Juni 2013): *Niederlande: Weniger schwere Komplikationen nach Hausgeburt.* in URL: https://www.aerzteblatt.de/nachrichten/54800/Niederlande-Weniger-schwere-Komplikationen-nach-Hausgeburten, letzter Zugriff: 19.09.2021
- aerzteblatt.de (28. Mai 2015): *Geburtshilfe: Spätes Abnabeln verbessert Feinmotorik.* in URL:

https://www.aerzteblatt.de/nachrichten/62955/Geburtshilfe-Spaetes-Abnabeln-verbessert-Feinmotorik, letzter Zugriff: 16.09.2021

• Apotheken Umschau (11. Juni 2021): *U1: Der Check nach der Geburt.* in URL: https://www.apotheken-umschau.de/gesund-bleiben/vorsorge/bei-kindern/u1-der-check-nach-der-geburt-789683.html, letzter Zugriff: 18.09.2021

• Ärzte-Zeitung (21. August 2019): *Wie Stress vor der Geburt dem Kind schadet.* in URL: https://www.aerztezeitung.de/Medizin/Wie-Stress-vor-der-Geburt-dem-Kind-schadet-314581.html, letzter Zugriff: 18.09.2021

• babymarkt (12. September 2019): *Vorsorge ist wichtig: Die U-Untersuchungen auf einen Blick.* in URL: https://www.babymarkt.de/ratgeber/baby/u-untersuchungen-u1-u11/u-untersuchungen-der-kindercheck-2/?adword=Google/NON/ALLG005&RefID=SEM_DE0000_NON_ALLG005&c=p_non&gclid=Cj0KCQjws4aKBhDPARIsAIWH0JXP1i9uHPvNvdQ2TJSYPSBmypulzs_K0leYPSaYPZe7iFBkXOpp-MhwaAoi3EALw_wcB, letzter Zugriff: 17.09.2021

• BARMER Internetredaktion (ohne Datum): *Risikoschwangerschaft: besondere Bedeutung für Mutter und Kind.* in URL: https://www.barmer.de/gesundheitverstehen/schwangerschaft/gesunde-schwanger-schaft/risikoschwangerschaft-300368, letzter Zugriff: 20.09.2021

• Deutscher Hebammen Verband (ohne Datum): *Die Arbeit der Hebammen.* in URL: https://www.hebammenverband.de/beruf-hebamme/was-machen-hebammen/, letzter Zugriff: 19.09.2021

• Dierbach, Heike (3. Dezember 2013): *Notfälle rund um die Geburt: Risiken nicht zu unterschätzen.* in URL: https://deutsch.medscape.com/artikel/4901701, letzter Zugriff: 18.09.2021

• DocCheckFlexikon (20. Juni 2013): *Wöchnerin. Definition.* in URL: https://flexikon.doccheck.com/de/Wöchnerin, letzter Zugriff: 17.09.2021

• Dr. Breitenbach, Verena (ohne Datum): *Der Geburtsablauf.* in URL: https://www.windeln.de/magazin/schwangerschaft/geburt/der-geburtsablauf.html, letzter Zugriff 17.09.2021

• Dr. Wendler, Nicole (19. November 2019): *Übungswehen und Senkwehen.* in URL: https://www.netdoktor.de/schwangerschaft/uebungswehen-und-senkwehen/, letzter Zugriff: 23.09.2021

• erdbeerwoche (ohne Datum): *Vorhang auf für: Stoffbinde.* in URL: https://erdbeerwoche.com/meine-produkte/stoffbinde/, letzter Zugriff: 17.09.2021

- Europäisches Institut für Stillen und Laktation (ohne Datum): *Berufsbild IBCLC.* in https://www.stillen-institut.com/de/berufsbild-ibclc.html, letzter Zugriff: 17.09.2021

- familienplanung.de BZgA (ohne Datum): *Die ersten Lebensfunktionen.* in URL: https://www.familienplanung.de/schwangerschaft/geburt/geburtsverlauf/beobachtung-des-kindes/weiter-zu-s-2-die-ersten-lebensfunktionen-und-der-einfluss-der-geburt/, letzter Zugriff: 18.09.2021

- Feichter, Martina (05. November 2019): *Präeklampsie.* in URL: https://www.netdoktor.de/krankheiten/bluthochdruck/praeeklampsie/, letzter Zugriff: 20.09.2021

- FolioFamilie (ohne Datum): *Der Wochenfluss – Wieso es ihn gibt und wie lange er dauert.* in URL: https://www.folio-familie.de/schwangerschaft/geburt/wochenfluss/#c1408, letzter Zugriff: 17.09.2021

- Gesundheit.GV.AT (ohne Datum): *Wehen & Geburt.* in URL: https://www.gesundheit.gv.at/leben/eltern/geburt/geburtsvorbereitung/wehen, letzter Zugriff: 16.09.2021

- Höfer, Silvia (2019): Hebammen Gesundheitswissen. Für Schwangerschaft, Geburt und die Zeit danach, 7. Auflage, München, Gräfe und Unzer Verlag GmbH.

- Ilmer, Ina (ohne Datum): *Die Doula.* in URL: https://www.windeln.de/magazin/schwanger-schaft/hebammen/die-doula.html, letzter Zugriff: 19.09.2021

- kindergesundheit-info.de BzgA (ohne Datum): *Das Kinder-Untersuchungsheft – Praktische Fragen.* in URL: https://www.kindergesundheit-info.de/the-men/ernaehrung/frueherkennung-u1-u9-und-j1/das-gelbe-heft/, letzter Zugriff: 17.09.2021

- Laue, Tabea (ohne Datum): *26 Entscheidungen, die du in den ersten 48 Stunden nach der Geburt deines Babys treffen musst.* in URL: https://mama-baby-vision.de/baby-geburt-untersuchung/, letzter Zugriff: 23.09.2021

- Modeß, Anke (17. August 2021): *Hausgeburt ja oder nein? Voraussetzungen, Vorteile & Risiken.* in URL: https://www.babelli.de/hausgeburt/, letzter Zugriff: 20.09.2021

- Rudolf-Müller, Eva (19. November 2019): *Wassergeburt.* in URL: https://www.netdoktor.de/schwanger-schaft/wassergeburt/, letzter Zugriff: 18.09.2021

- Schmid, Sarah (2014): Alleingeburt. Schwangerschaft und Geburt in Eigenregie, 1. Auflage, Norderstedt, edition riedenburg

- Simone (12. Oktober 2020): *Wohin mit dem Geschwisterkind bei der Geburt?.* in URL: https://www.babyartikel.de/magazin/wohin-mit-dem-geschwisterkind-bei-der-geburt, letzter Zugriff: 19.09.2021
- Speitel, Anja (04. April 2017): *„Bonding": Bindung von Kind und Eltern.* in URL: https://www.minimed.at/medizinische-themen/gesundes-kind/bonding/, letzter Zugriff: 17.09.2021
- Tiedke, Nadja (30. Mai 2021): *Eine natürliche Geburt ohne Schmerzen? Ist das wirklich möglich?.* in URL: https://keleya.de/mag/stillzeit/hypnobirthing-geburt-durch-selbsthypnose/, letzter Zugriff: 19.09.2021

Herstellung und Verlag:

BoD – Books on Demand, Norderstedt

ISBN: 9783755778042

© Arina Maydorn 2021

1. Auflage

Kontakt: Psiana eCom UG/ Berumer Str. 44/ 26844 Jemgum

Covergestaltung: Fenna Larsson

Coverfoto: depositphotos.com